Mit 10.000 Schritten zum Wohlfühlgewicht

Schritt für Schritt erfolgreich abnehmen

von

Michael Iatroudakis

Bibliografische Informationen der Deutschen Nationalbibliothek: Die Deutsche Nationalbibliothek verzeichnet diese
Publikation in der Deutschen Nationalbibliografie; de-
taillierte bibliografische Daten sind im Internet über
dnb.d-nb.de abrufbar.

Hinweis:

Diese Publikation wurde nach bestem Wissen recherchiert und erstellt. Verlag und Autor können jedoch keinerlei Haftung für Ideen, Konzepte, Empfehlungen und Sachverhalte übernehmen.

Die publizierten Tipps und Ratschläge sind als Hilfen zu verstehen, um jeweils zu eigenen Lösungen zu kommen. Bei offenen Fragen kontaktieren Sie bitte Ihren Hausarzt.

Das Buch ersetzt nicht eine medizinische Behandlung / Therapie oder eine krankheitsbedingte Ernährungstherapie / Beratung. Der Autor und der Verleger können keine absolute Garantie für Ihr persönliches Ergebnis übernehmen. Sie handeln in allen Fällen eigenverantwortlich.

Als Leserin und Leser dieses Buches möchten wir Sie ausdrücklich darauf hinweisen, dass keine Erfolgsgarantien oder Ähnliches gewährleistet werden können. Auch kann keinerlei Verantwortung für jegliche Art von Folgen, die Ihnen oder anderen Lesern im Zusammenhang mit dem Inhalt dieses Buches entstehen, übernommen werden.

Der Leser ist für die aus diesem Buch resultierenden Ideen und Aktionen selbst verantwortlich.

Inhaltsverzeichnis:

Einleitung

Wer heute abnehmen möchte, der steht einer teilweise unüberschaubaren Zahl von Diäten gegenüber. Die meisten dieser Diäten sind Trends, teilweise ungesund, nicht praktikabel oder sehr kompliziert umzusetzen. Des Weiteren fehlt in der übergewichtigen Gesellschaft nach wie vor die Aufklärung darüber, dass eine Gewichtsreduktion nur mit einer veränderten Lebenseinstellung einhergeht. Viele Ratgeber, Kurse und Workshops sind zu einseitig bzw. haben nur daran Interesse, teure Produkte an den Mann bzw. an die Frau zu bringen.

Fakt ist ...

... wer heute abnehmen möchte, muss – und daran führt kein Weg vorbei –, seine persönliche Lebensführung ändern.

Durch ein verändertes Essverhalten, ausreichend Bewegung und das Ganze über einen realistischen Zeitraum gesehen, gibt es keinen besseren Weg, als den eigenen Stoffwechsel so zu manipulieren, dass der Körper letztendlich gezwungen ist, seine überschüssigen Pfunde zu verlieren.

Die oben genannten Maßnahmen habe ich bereits in einigen meiner eBooks / Büchern (Die Steinzeit-Diät,

Die Ketogene Diät, Die Smoothie-Diät) thematisiert. Basierend auf den drei Säulen: Geistige Einstellung, Ernährung und Bewegung konnten so viele meiner Klienten ihr persönliches Wohlfühgewicht erreichen.

Auch die zahlreichen Feedback-Mails meiner Leser sprechen eine deutliche Sprache, wie wichtig es ist, die drei Säulen als einen festen Bestandteil einer Diät zu betrachten.

Was Sie von mir nicht zu hören bekommen

Dieses Buch möchte Ihnen helfen, Schritt für Schritt Ihr Wohlfühlgewicht zu erreichen bzw. auch zu halten. Dieses Buch verschont Sie auch mit einem streng geregelten Ernährungsplan und zwingt Sie auch nicht, in ein Fitnessstudio zu gehen. Auch werden Sie in diesem Buch keinerlei Diät-Rezepte finden.

Gewichtsreduktion – es gibt nicht nur einen Weg

Wer seine Pfunde dauerhaft verlieren möchte, muss ins Handeln kommen. Sprich: Sie müssen verbindlich eine Veränderung herbeiführen. Treu nach dem Motto:

"Das, was Sie dachten und taten, sind die Ergebnisse von heute. Das, was Sie heute denken und tun, sind die Ergebnisse von morgen ..."

Diesen wichtigen Schritt werde und kann ich Ihnen nicht abnehmen, aber – und das ist die frohe Botschaft dieses Buches –Sie müssen Ihr Leben nicht komplett umkrempeln.

Der Ansatz der "10.000 Schritte-Diät" ist, dass Sie Ihr Wohlfühlgewicht in kleinen Schritten erreichen werden und das ganze ohne Überforderung und Stress. Die "10.000 Schritte-Diät" passt sich den individuellen Lebensumständen an und ist in der Umsetzung sehr einfach gestrickt. Sie werden mit Sicherheit keine Kalorien zählen oder irgendwelche Punkte sammeln müssen. Das verspreche ich Ihnen.

Ihr
Michael Iatroudakis

Warum man 10.000 Schritte am Tag gehen sollte

Eines ist sicher, wir bewegen uns immer weniger: Motorisierung, Fernseher und Computerarbeitsplätze haben uns Menschen zu wahren Bewegungsmuffeln gemacht. Kennen Sie Lieschen Mueller und Max Mustermann? - Genau bei ihnen handelt es sich um den deutschen Durchschnittsmenschen, der – und das ist ungelogen – nur noch auf knappe 1.000 Schritte pro Tag kommt. Doch damit unser Körper und damit wir, gesund bleiben, ist es wichtig das wir uns bewegen – also dass wir körperlich aktiv sind.

Ein Tag im Leben von Lieschen Mueller und Max Mustermann:

Sanfte Musik streichelt am Morgen das Ohr und die Ziffern des Radioweckers künden an, dass es an der Zeit ist, den Tag zu beginnen. Dann geht es mit wenigen Schritten ins Bad und die automatische Kaffeemaschine lässt bereits den Duft von frischem Kaffee vernehmen. Die Tasse genommen und hingesetzt, während der Toast im Toaster, auf dem Tisch vor sich hin röstet. Ein Griff, und der Toast liegt auf dem Teller, schnell beschmiert und „verschlungen".

Schnell Tasse, Teller, Löffel und Messer noch in der Geschirrspülmaschine verschwinden lassen und es geht auf ins Büro. Mit einem Knopfdruck hebt sich das Garagentor in die Luft und auf geht es zum Betrieb. Dort angekommen, das Auto abgestellt und mit dem Fahrstuhl zum Arbeitsplatz. Platz genommen auf dem ergonomischen Dreh-Roll-Stuhl, der seinem Besitzer erspart, es in die passende Position zu hieven, wenn er sich erhebt. Ganz ehrlich: So schafft niemand 10.000 Schritte am Tag! Sondern so legen wir nur rund 4.000 Schritte zurück, wenn alle Bequemlichkeiten ausgeschöpft werden und dabei werden nur wenige Kalorien verbraucht.

Wussten Sie, dass der Bewegungsmangel der häufigste Auslöser für Krankheiten ist und das noch vor dem Rauchen und der schlechten Ernährung? – Nein? Dann lesen Sie weiter, Sie werden nicht mehr aus dem Staunen kommen.

Wenn Sie nun sagen, ich möchte aber nicht ins Fitnessstudio gehen oder joggen, dann lassen Sie sich gesagt sein, das ist auch nicht nötig. Denn die minimalistischste aller Fortbewegungen, das Gehen, ist absolut ausreichen und der Vorteil daran ist, das es ganz ohne großen Aufwand in den Alltag integriert werden kann. Doch nun zu der Frage: Warum überhaupt pro Tag 10.000 Schritte gemacht werden sollten.

Wer körperlich aktiv ist, der lebt bewusst: ganz einfach. Durch das viele Gehen erhalten Sie eine Win-

win-Situation, von der Sie selbst und auch die Umwelt langfristig profitiert, denn:

\#

Krankheiten wie Herz-Kreislauferkrankungen, Diabetes, Rückenschmerzen, Arthrose, Allergien, Depressionen, Krebs und Osteoporose werden verhindert.

\#

Die genannten Krankheiten werden geheilt oder gelindert

\#

Übergewicht wird vorgebeugt bzw. die Gewichtsabnahme wird unterstützt

\#

Das Wohlbefinden und das Selbstvertrauen werden gesteigert

\#

Die Leistungsfähigkeit und die Fitness werden verbessert

\#

Man schläft besser

\#

Es wird Geld gespart, denn Auto und die öffentlichen Verkehrsmittel werden weniger genutzt

\#

Es wird zum Umweltschutz beigetragen, denn es werden kaum Ressourcen verbraucht und es werden zudem auch kaum Emissionen verursacht

\#

Der Lärm wird verringert, denn Gehen ist die leiseste Art der Fortbewegung

10.000 Schritte: Das sagt die Wissenschaft

Sport ist hilfreich und dieser Gedanke ist richtig, doch wenn Sie den ganzen Tag sitzen, dann ist es nicht ausreichend. Das bewies eine schwedische Studie, bei der Männer und Frauen untersucht wurden, die jeden zweiten Tag Sport trieben. Das Problem dabei war, dass die Muskulatur trotz der sportlichen Aktivität der Probanden 70 % des Tages dennoch ungenutzt blieb. Das hat einen negativen Einfluss auf den Fettstoffwechsel und kann zudem auch Krankheiten begünstigen, laut den Wissenschaftlern.

Die Studie aus Schweden sagt klar aus:

„Regelmäßiges Training schützt den Menschen NICHT vor den Risiken des „sitzenden" Lebensstils, wenn die Muskeln 95 % des restlichen Tages auf der faulen Haut liegen."

Wollen Sie das auf sich sitzen lassen?

Sie werden es nicht glauben, wie viel Spaß es machen kann, Bewegung in den Alltag einzubringen, und vor allem wie leicht das ist. Von den Wissenschaftlern wird empfohlen sich pro Tag 2 ½ Stunden am Tag zu bewegen oder eben 10.000 Schritte zu gehen.

Jetzt werden Sie wieder auf den Gedanken kommen, dass 10.000 Schritte doch ein Klacks sind, denn es wird doch regelmäßig Sport betrieben. Doch auch hier weiß die Wissenschaft, dass es gar nicht so einfach ist. Denn erst wenn Sie einen Schrittzähler nutzen, wird Ihnen klar werden, dass Sie ohne Training an manchen Tagen gerade mal auf 4.000 bis 6.000 Schritte maximal kommen.

Regelmäßige Bewegung senkt das Risiko auf Diabetes Typ 2

Gehen wir einmal näher auf die Studien ein. Von mehreren Studien wird bereits empfohlen, dass die Basis eines gesunden Lebensstils 10.000 Schritte am Tag sind. Doch ob es auch mit weniger Aktivität am Tag möglich ist, das Risiko für den Typ 2 Diabetes zu senken, das ist bisher auch den Wissenschaftlern nicht klar.

Diese Frage wurde von Amanda Fretts, die an der University of Washington in Seattle tätig ist in Zusammenarbeit mit Kollegen untersucht bei einer Subpopulation der Strong Heart Family Study. In diese Studie wurden die Personen einbezogen, bei denen weder initiale noch kardiovaskuläre Erkrankungen vorlagen. Diabetes sowie stark ausgeprägte Adipositas waren in der Gesamtpopulation der Studie stark ausgeprägt im Gegensatz zu körperlicher Aktivität.

An den notwendigen Nachuntersuchungen der Studie nahmen 1.826 Erwachse teil, von denen 1.149 (62.9%) Frauen waren. Bei Studienbeginn wurde bei 178 Teilnehmern Prädiabetes diagnostizier und der mittlere Body-Mass-Index lag bei 32 kg/m². Mit einem Pedometer wurde die körperliche Aktivität der Probanden aufgezeichnet, das über einen Zeitraum von 7 Tagen um die Hüfte getragen wurde und lediglich beim Baden und Schwimmen war das Pedometer abzulegen.

Die Auswertung ergab, dass sich Jüngere und auch die Männer mehr bewegen. Bei den unter 55-jährigen Männern betrug die mittlere Schrittanzahl pro Tag bei 6.696 und bei den gleichaltrigen Frauen lediglich bei 4.770. Die über 55-jährigen erreichten einen Durchschnitt von 5.513 bzw. 3.542 Schritten. Das zeigte, dass sich die Teilnehmer insgesamt sehr wenig bewegten und fast 26 % der unter 30-jährigen und 35 % der mindestens 50-jährigen erreichten noch nicht einmal eine tägliche Schrittanzahl von 3.500.

Der Follow-up dauerte 5 Jahre und in dieser Zeit erkrankten 243 Probanden an dem Typ 2 Diabetes. Bei den Personen, die weniger als 3.500 Schritte am Tag gingen, waren zudem einem höheren Diabetesrisiko ausgesetzt, als die Probanden, die mehr Schritte am Tag erzielten.

Dabei wurde von den Autoren der Studie von einem

Schwelleneffekt gesprochen: Jeder der mehr als 3.500 Schritte ging, hatte eine 29 % geringere Wahrscheinlichkeit an Diabetes zu erkranken, als die, die unter diesem Wert liegen. Allerdings konnten die Wissenschaftler keine nennenswerte Verbesserung des Diabetesrisikos bei den Schrittzahlen über 3.500 erkennen. Doch die Studie unterstreicht, dass eine körperliche Aktivität wichtig ist, um das Risiko an Diabetes zu erkranken zu senken.

Fazit der Studie ist, dass bereits mit einer mäßigen Aktivität von mindestens 2.500 Schritten pro Tag, übergewichtige Personen das Diabetesrisiko um fast ein Drittel senken können – so die Autoren. In Vorläuferstudien wird sogar von einem Wert von 2.500 Schritten gesprochen, um diesen Effekt zu erzielen – diese Studie stützt die Annahmen, dass bereits mit deutlicher weniger Bewegung als die empfohlenen 10.000 Schritte täglich, gesundheitliche Vorteile erreicht werden. Erwähnt werden muss an dieser Stelle jedoch, dass es aus der Originalveröffentlichung der Studie nicht deutlich wird, ob der Gewichtsverlauf und die Schrittzahl der Probanden während des Studienverlaufs bzw. am Studienende nochmals überprüft wurden.

10.000 Schritte: Die Statistik lügt nicht

Eine Frage: Haben Sie sich schon einmal Gedanken darüber gemacht, wie viele Schritte Sie am Tag zurücklegen? Oder anders gefragt: Wie viele Schritte denken Sie, legen wir Deutschen täglich zurück?

Hier ein kleiner Überblick:

- Der Postbote erreicht eine Schrittzahl pro Tag von 15.000!
- Der Manager erreicht 3.000 Schritte
- Der Verkäufer erreicht 5.000 Schritte
- Der Call-Center Agent nur ganze 1.200 Schritte

Noch mehr Statistikzahlen gefällig?

- Die Japaner gehen täglich 7.168 Schritte
- Die Australier kommen der Ziellinie mit 9.695 Schritten schon sehr nah
- Die Südafrikaner gehen pro Tag 10.594 Schritte und damit liegen Sie sehr nah an dem Wert unserer Vorfahren aus der Steinzeit
- Interessant: Die US-Bürger kommen auf 5.117 Schritte täglich

Ein großer Vorteil unserer Bewegung im Alltag ist, dass sie nicht als „Sport" wahrgenommen wird oder als „körperliche Betätigung". Gehen Sie einfach mal in sich und denken an den letzten Einkaufsbummel durch die Stadt oder als im Urlaub die Umgebung erkundet wurde.

Sie sehen wie einfach es ist, Schritte zu sammeln!

Die Schritte umgerechnet in Fußballfelder

Gehen wir noch mal auf Anfang, der Büromensch geht durchschnittlich 4.000 Schritte täglich und das sind, nach Adam Riese rund 4.000 Schritte zu wenig! Jetzt fragen wir uns einmal, was wir mit 10.000 Schritten alles so anfangen können – rechnen wir einfach einmal um, um die 10.000 Schritte „sichtbar" zu machen – und dafür nutzen wir Fußballfelder, denn die sind den meisten bekannt.

Also wie viele Fußballfelder sind 10.000 Schritte?

Wenn wir von einer durchschnittlichen Schrittlänge von 114 Zentimetern ausgehen und einer durchschnittlichen Länge eines Fußballfeldes von 114 Metern (damit es einfacher ist), wären das einhundert Fußballfelder, richtig?

Sicherlich ist es ein wenig unhandlich, Schritte mit Fußballfeldern zu vergleichen. Doch bleiben wir bei des deutschen Lieblingssportart – so hat ein Reporter herausgefunden, dass Lionel Messi sich mit 4,5 Schritten pro Sekunde seinem Gegner nähert. Wie viele Minuten braucht er dann für 10.000 Schritte? Ok, alles müssen wir nicht ausrechnen – genug mit Blödsinn – legen wir den Fokus wieder auf den Ernst der 10.000 Schritte.

10.000 Schritte lassen das Gewicht purzeln

Das Grundprinzip ist jedem bewusst: Wer sich mehr bewegt, also mehr Energie verbraucht als er dem Körper zuführt, bei dem purzeln die Pfunde. Genau das funktioniert am besten, wenn wir uns bewegen. Doch das Problem ist, wie kann die Bewegung in den stressigen Alltag eingebaut werden? Im Grunde ist das sehr einfach und simpel und die Idee, die nun folgt, ist besonders für die Einsteiger ideal.

Die Idee lautet: Pro Tag mindestens 10.000 Schritte gehen! Nun werden Sie ungläubig fragen, dass das helfen soll? Denn wir gehen doch schon genug auch im Alltag, doch das ist nicht ganz richtig! Denn im Schnitt gehen wir Durchschnittsdeutschen weniger als 5.000 Schritte am Tag und besonders diejenigen unter uns, die einen Bürojob innehaben, gehen noch weniger. Wenn es bei dieser Bilanz bleibt, dann ist die Folge einfach: Die Energiebilanz fällt ins Negative und ganz besonders dann, wenn auf dem Ernährungsplan energiereiche Lebensmittel stehen.

Ein Beispiel: Wird eine Fertigpizza verspeist, dann müssen circa 25.800 Schritte gemacht werden um diese Energie wieder abzuarbeiten. Für andere Lebensmittel gilt beispielsweise folgende Bilanz:

- **1 großer Hamburger: 13.375**
- **1 Snickers: 10.400**
- **1 Portion Pommes: 9.700**
- **1 Stck. Geflügelpastete: 9.125**
- **1 Vollmilchjoghurt: 4.825**
- **1 Dose Cola: 3.500**
- **1 Croissant: 3.925**
- **1 Glas Milch: 3.000**
- **2 Scheiben Käse: 1.850**

Das zeigt, mehr Schritte im Alltag schützen vor Übergewicht, aber auch vor Bluthochdruck oder Altersdiabetes. Das heißt, wer abnehmen möchte, der muss aktiv werden und eine Studie zeigte auf, dass ein gesunder Mensch täglich rund sechs bis acht Kilometer zu Fuß gehen sollte und das entspricht eben je nach Schrittlänge und Körpergröße 10.000 Schritte.

Die Waage: Hier ist Stillstand angesagt

Es ist wichtig, zu wissen, dass kein Körper dazu in der Lage ist, sich von heute auf morgen umzustellen. Denn bei dem Körperfett handelt es sich um einen energiereichen Kraftstoff – so birgt ein Kilogramm davon rund 7.000 Kilokalorien.

Damit diese verbrannt werden, muss ein 85 kg

schwerer Mensch rund 10 Stunden stramm bei einem Tempo von 10 km/h laufen.

Jeder Mensch ist anders und es ist abhängig von mehreren Faktoren, wie schnell der Körper sich neu organisiert:

- Wie oft und wie intensiv trainiert wird
- Wie leistungsfähig der Organismus ist

Erst nach rund 12 Wochen können dann die ersten nennenswerten Veränderungen festgestellt werden: Denn dann verschwinden die ersten Fettpolster und der Körper beginnt straffer zu werden. Doch viele die abnehmen wollen, nehmen den Fortschritt gar nicht wahr, denn sie nehmen die Waage und damit ihr Gewicht als Gradmesser des erzielten Erfolges. Lassen Sie sich gesagt sein und hier spricht die Erfahrung: Das ist falsch! Auch dann, wenn der Zeiger sich über Wochen nicht nach unten bewegt, bedeutet das nicht, dass Sie nicht erfolgreich sind.

Denn oftmals werden die abgebauten Fettpolster durch die schweren neuen Muskelzellen ersetzt und daher bleibt das Gewicht gleich – zunächst. Doch das Mehr an Muskeln hat auch positive Folgen:

#

Der Körper wird kräftiger, wodurch er besser gewappnet ist für das weitere Training

\#
Der tägliche Grundumsatz an Kalorien steigt: Denn mehr Muskelmasse verbraucht mehr Kalorien und das auch im Ruhezustand

10.000 Schritte am Tag = circa 8 Kilometer

Wenn Sie abnehmen möchten, dann können Sie das durchaus auch erfolgreich umsetzen, wenn Sie auf eine gesunde Ernährung und viel Bewegung setzen. Sollten Sie längere Zeit nicht mehr aktiv gewesen sein, dann sollten Sie Ihre Schritte langsam mit der Zeit steigern und sich nicht von Beginn an überfordern.

Das hat einen guten Grund: Sie verausgaben sich und die Folge davon ist, dass Sie höchstwahrscheinlich schnell die Lust verlieren und wieder in das alte Verhaltensmuster verfallen. Niemand erwartet von Ihnen, dass Sie gleich an ersten Tag die 10.000 Schritte schaffen. Um herauszufinden, wie viele Schritte Sie an einem Tag meistern, sollten Sie sich einen Schrittzähler oder eine App zulegen. Die täglichen Werte sollten Sie über die gesamte Woche aufschreiben und dann am Ende einen Durchschnittswert ermitteln zu können. Sie werden sehen, dass es viel einfacher ist, als gedacht, 10.000 Schritte am Tag zu machen.

Mit der Zeit werden Sie bemerken, wie toll es ist fit und aktiv zu sein. Zudem werden Sie abnehmen und damit das Risiko an schweren Krankheiten zu erkranken vermindern. Sicherlich wird es eine Zeit dauern, bis das Sie sich an die neue und gesunde Lebensweise gewöhnt haben, doch Sie werden sehr schnell feststellen, dass die 10.000 Schritte am Tag nur den Anfang darstellen.

Wollen wir noch gerade mit fünf Irrtümern aufräumen, die in der Fitness-Welt kursieren:

1. Eine Diät ist durch Bewegung zu ersetzen

Das ist absolut FALSCH! Die Zahlen, die von der Deutschen Gesellschaft für Sportmedizin und Prävention veröffentlicht wurden, zeigen klar und deutlich, dass Bewegung (Sport) und eine gesunde und ausgewogenen Ernährung (oder eine Diät) zusammen gehören, wenn es um das Abnehmen geht. Pro Woche müssen 56 Kilometer stramm gegangen werden, um 500 Gramm Gewicht zu reduzieren.

Nach 8 Monaten ist ein Gewichtsverlust von 3,5 Kilogramm möglich, wenn 32 Kilometer gegangen werden. Wird gejoggt anstatt gegangen, dann wird das Ergebnis verbessert. Somit ist es mühsam und zeitraubend, einzig und allein beim Abnehmen auf Sport zu vertrauen und nicht an der Ernährungsschraube zu drehen.

2. Nur der wer auf die Dauer Diät hält, kann sein Gewicht halten

Auch das ist FALSCH! Denn wer Gewicht reduziert hat, der kann sein erzieltes Gewicht ganz einfach mit Sport halten und das ohne ständig darauf zu achten, was er isst. Denn wer regelmäßig Sport treibt der baut Muskelmasse auf und diese verbraucht mehr Energie, als andere Körpergewebe. So verbrennt ein Kilogramm zusätzlicher Muskelmasse pro Woche bis zu 700 Kalorien mehr und dadurch vermehrt sich der tägliche Grundumsatz des Körpers.

Da Muskeln auch dann Energie verbrauchen, wenn sie „ruhen", ist heute auch Krafttraining als Sport anerkannt und hilft beim Abnehmen.

3. Besser lang und langsam als kurz und schnell

FALSCH! Denn im Bezug auf die Fettverbrennung ist es empfehlenswert, in mehreren kurzen Intervallen zu trainieren, als an einem Stück. Das bedeutet es sollten besser dreimal täglich 30 Minuten täglich trainiert werden, als 90 Minuten an einem Stück. Durch das Intervall-Training passt sich der Körper den Trainingsreizen an und reagiert dementsprechend mit einer höheren Fettverbrennung.

So zeigen Vergleichsstudien dass bei einem mäßigen Ausdauertraining von 45 Minuten und einer halb so langen Intervalltraining, die kürzere aber intensivere Bewegung, das Körperfett auf lange Sicht hin um das Dreifache reduzierte.

4. Der Stoffwechsel wird durch Fitness beschleunigt

Nicht richtig aber auch nicht falsch! Richtig ist, dass der Stoffwechsel durch Bewegung angekurbelt wird, eben aufgrund der Anstrengung. Durch die Aktivierung des Stoffwechsels kann der Körper selbst nach dem Training noch weiter Fett verbrennen und somit Kalorien. Dieser „Nachbrenneffekt" hält bis zu einer Stunde nach dem Training an – sofern in dieser Zeit nichts gegessen wird. Je mehr Sport betrieben wird, desto effizienter kann der Körper die verfügbare Energie nutzen. Ein gut trainierter Körper benötigt während des Sports als auch in der Ruhephase weniger Kalorien.

10.000 Schritte im Alltag & Freizeit

Bei uns Menschen handelt es sich um wahre Phänomene, denn auch wenn wir uns darüber bewusst sind, dass der 10 minütige Spaziergang zum Bäcker um die Ecke uns gut tun würde, nehmen wir den Roller oder das Auto. Der Grund ist unser „Faulheits-Zentrum" im Grossgehirn, das uns immer wieder sehr kreative Ausreden zuflüstert:

\#

Es sieht nach Regen aus, ich nehme doch lieber das Auto

\#

Mit dem Auto bin ich schneller, ich kann die Familie doch nicht warten lassen

\#

Heute fahre ich noch mal, ab morgen gehe ich dann absolut zu Fuß

Ganz ehrlich, wir sind wahre Meister darin uns selbst auszutricksen. Aber die vermeintliche Stärke kann mit einem simplen Trick zu einer überraschenden Stärke werden, die uns dabei hilft in den Alltag mehr Bewegung einzubauen umso mehr Fett zu verbrennen.

Denn es ist möglich, uns auch in eine ganz andere Richtung austricksen zu lassen:

#

Wir beginnen darüber nachzudenken, dass wir uns doch eigentlich mehr bewegen könnten, wenn wir es schwarz auf weiß lesen

#

Spätestens in dem Moment wo wir eine Belohnung für jede Art Bewegung, die wir in unseren Alltag einfügen, belohnt werden, lassen wir beispielsweise das Auto schulterzuckend stehen

Wie ist es aber machbar 10.000 Schritte in den Alltag einzubauen? Bei den meisten Menschen ergeben 10.000 Schritte eine Strecke von fünf bis acht Kilometern und das ist doch zu schaffen. Oder? Sie glauben gar nicht, wie viele Möglichkeiten der Alltag bietet um sich zu bewegen und mit ein paar Tricks ist es durchaus machbar:

#

Das Auto für kurze Strecken stehen lassen

#

Ein paar Haltestellen vor dem Ziel aussteigen und den Rest zu Fuß gehen

#

Die Treppe nehmen anstelle von Aufzug oder Rolltreppe

#

Das Fahrrad für den Arbeitsweg nutzen. 30 Minuten Fahrradfahren sind rund 3000 Schritte

#

In der Mittagspause einen Spaziergang machen anstatt am PC zu surfen

#

Pro Stunde im Büro mindestens einmal aufstehen und sich Bewegung verschaffen

#

Beim Arbeitskollegen persönlich vorbeischauen, anstatt ihn anzurufen

#

Zu Fuß gehen für kleinere Einkäufe

#

Abends nach Feierabend einen Spaziergang machen

#

Am Wochenende wandern – Achtung hier kann wieder das „Faulheits-Zentrum" in die Quere kommen, von wegen schlechtes Wetter und so weiter:

Denken Sie daran, es gibt kein schlechtes Wetter, es gibt nur schlechte Kleidung!

Sollte es Ihnen schwer fallen sich zu motivieren, dann kann ein Pedometer, Schrittzähler, eine App oder ein Aktivitätstracker hilfreich sein, womit die Anzahl der Schritte kontrolliert werden kann. Diese Hilfsmittel geben in der Regel auch an, wie viele Kilometer zurückgelegt wurden. Eine weitere können auch ein Schritt-Tagebuch sein oder eine Schritte-Liste.

10.000 Schritte: Die Hilfsmittel

Schrittzähler & Co

Wenn Sie nun auf die Idee kommen, sich einen Aktivitätstracker anzuschaffen dann sollten Sie vor dem Kauf sich über zwei Fragen Gedanken machen:

\# Möchten Sie den Tracker lieber am Handgelenk tragen, so dass ihn jeder sieht?

\#
Oder soll dieser eher diskret in der Hosentasche verschwinden?

Aktuell werden eine Vielzahl von Aktivitätstrackern angeboten und viele Geräte bieten eher „Schätzungen" an als echte Messwerte, aber es gibt auch Geräte die Hoffnung versprechen.

Fitbit One: für die „diskrete" Fitnessüberwachung

Wenn Sie es lieber unauffällig mögen, dann ist der Fitbit One eine gute Alternative, denn er ist punktgenau und das bedeutet er ist ein sehr exakter Schrittmesser, der nur rund 0.8 % Abweichung aufweist. Des Weiteren zählt er auch durch seinen Höhenmesser die Stockwerke, die hochgelaufen wurden. Zudem kann er ganz problemlos in der Hosentasche oder unter der Kleidung getragen werden und misst auch die Schlafqualität. Des Weiteren ist ein Wecker integriert und synchronisiert sich automatisch via Bluetooth 4.0 mit dem iPhone/iPad und PC.

- **Die Apps zur Fitnessüberwachung**
- **Die Fit for Fun-App: Fit-Check**

Diese App ist "ganz" anders als andere Fitness- oder Diät Apps, denn sie hilft nicht nur dabei, abzunehmen, sondern Sie erhalten auch mit dem „Fit-Check" einen Überblick darüber, ob Sie sich über den Tag genügend bewegt, sich gesund ernährt und ausreichend entspannt haben. Durch einen Klick auf die Symbole werden die Aktivitäten gespeichert und am Ende der Woche gibt es stets eine Auswertung. Das praktische Logbuch hilft zudem dabei, über den Alltag Buch zu führen. Kurz gesagt hier erhalten Sie mit wenig Aufwand die passende Hilfe, einfacher gesünder zu leben. Der große Vorteil der App: Sie kostet für das iPhone 0.79 Euro und somit ist der Fitness-Tracker immer dabei und „unsichtbar" auf dem Smartphone versteckt.

- **MyFitnessPal: Schritt & Kalorienzähler**

Wenn Sie abnehmen möchten, dann ist auch diese App eine passende Alternative zu den „teuren" Fitnesstrackern. Diese App für iPhone verfügt über die größte Nahrungsmittel-Datenbank aller Kalorienzähler, die es für das iPhone gibt (über 5 Millionen und es kommen täglich neue hinzu). Der große Vorteil hier: Die App ist kostenlos!

- **Omron Walking Style One**

Auf dem Weg zu mehr Bewegung sind die kleinen Hilfsmittel immer eine gute Sache, denn Sie motivieren und helfen dabei, den inneren Schweinehund und unser „Faulheits-Zentrum" zu überlisten. Seien wir ehrlich, wir alle lieben die Gadgets & Tools. Die Schrittzähler sind neben den Apps mit die günstigsten und wirkungsvollsten Hilfsmittel.

Der Omrom Walking Style One kostet rund 15 Euro und ist absolut zuverlässig. Der Omron Walking Style zeigt die zurückgelegten Schritte für den aktuellen und für die letzten sechs Tage an. Das ist eine super Funktion, wenn es darum geht, ein Schritt-Tagebuch zu führen oder die Schrittanzahl mit Freunden und Kollegen zu vergleichen. Die Verarbeitung ist qualitativ gut und auch die Bedienung ist sehr einfach. Damit ein besonders empfehlenswertes Einsteigermodell.

Selbst wenn Sie nicht jeden Tag das Ziel von 10 000 Schritten erreichen, es zählt jeder zusätzliche Schritt. Prägen Sie sich die Devise „Der Weg ist das Ziel" ein.

Einen 10.000 Schritte-Plan

Kommen Sie in Bewegung und steigern ihr Schrittpensum in jeder Woche. Damit das Schrittpensum von 1.500 auf 10.000 gesteigert wird, sollten Sie sich ein realistisches Ziel setzen. Empfehlenswert ist es, die aktuelle Schrittzahl zu verdoppeln. Sollte am Ende der Woche festgestellt werden, dass das Ziel erreichbar wurde, dann können Sie sich für die nächste Woche ein paar mehr Schritte als Ziel setzen und das wird so lange gemacht, bis das die 10.000 Schritte erreicht werden. Am besten funktioniert das, wenn Sie die zusätzlichen Schritte über den Tag einbauen, denn dann werden diese nicht als Störung angesehen und sie gehören sehr schnell zu dem ganz normalen Tagesablauf.

Achten Sie dabei ganz besonders auf die im Alltag lauernden Bewegungskiller, die es zu genüge gibt. Denn diese stellen ein großes Problem dar, wie beispielsweise die Aufzüge, die uns das Treppenlaufen abnehmen oder auch die U-Bahn und die Busse, die uns bis fast vor die Haustür bringen. Selbst das Elektrofahrrad sorgt dafür, dass wir kaum noch in die Pedale treten müssen.

Wenn Sie Ihren 10.000 Schritte-Plan in die Tat umsetzen wollen, dann müssen Sie die Bequemlichkeitsfallen meiden und das heißt, eine Haltestelle früher aussteigen und zu Fuß nach Hause gehen. Ob

Sie es glauben wollen oder nicht, aber Spazierengehen ist eine sehr gute Einstiegsdroge – aber es gilt am Anfang die Devise: Viel Bewegung und wenig Belastung. So ist es ausreichend wenn Sie pro Tag zuerst 30 Minuten täglich Spazieren gehen, wobei eine Stunde optimal ist.

Bedenken Sie „Wir Menschen sind für die Bewegung gemacht", aber dennoch sollte langsam begonnen werden und das gilt vor allem für alle die übergewichtig sind – denn auch so werden Erfolge erzielt. Doch, es nutzt nichts eine Stunde spazieren zu gehen und sich im Anschluss mit Naschkram oder übermäßigen Essen zu belohnen, denn damit machen Sie den Erfolg des Spaziergangs zunichte.

Das 10.000 Schritte Tagebuch

Lassen Sie die Bewegung wieder zur Gewohnheit werden. Zwar dauert es bei einigen länger und bei manchen geht es schneller, doch jeder der die 10.000 Schritte am Tag erreichen will, der schafft es auch. In dem Moment wo wir uns wieder an die Bewegung gewöhnt haben, werden manche Dinge zur Gewohnheit, so nehmen wir automatisch die Treppe und nicht den Fahrstuhl oder nutzen das Fahrrad um den kleinen Einkauf zu erledigen. Kurz und gut wir hören damit auf, auf unseren inneren Schweinehund zu hören, der uns immer wieder nette Ausreden einflüstern will.

Ein wichtiger Baustein für die Motivation ist das Schritt-Tagebuch. Denn Studien haben bereits bewiesen, dass ein Schrittzähler oftmals nicht ausreichend ist für die Motivation. Für diese ist es wichtig, dass Ziele gesetzt werden und der Fortschritt verfolgt wird.

So könnte Ihr Schritt-Tagebuch aussehen:

Monat_____

Ziele: Mindestens_____ Schritte pro Tag

Durchschnittlich _____Schritte pro Tag

	Woche 1	Woche 2	Woche 3	Woche 4	Woche 5
Datum (von bis)					
Schrittzahl pro Tag					
Montag					
Dienstag					
Mittwoch					
Donnerstag					
Freitag					
Samstag					
Sonntag					

Wenn Sie einen Bürojob haben, dann ist es nicht ganz so einfach die 10.000 Schritte am Tag zu erreichen. Es ist empfehlenswert, wenn zuerst einmal die gelaufenen Schritte ein paar Tage gemessen werden und auf dieser Basis dann die erreichbaren Ziele gesetzt und diese dann nach und nach gesteigert werden.

Dann wird mit dem Tagebuch begonnen. Messen Sie täglich die Schritte und notieren Sie diese. Den Schrittzähler sollten Sie vom Aufstehen bis zum Schlafen gehen tragen und dann für jeden Tag die Schritte in dem Tagebuch eintragen. Am Ende des Monats dann werten Sie Ihre Ergebnisse aus, setzen sich neue Ziele und heften das Monats-Tagebuch ab.

Bei der Monatsüberprüfung sollten Sie auswerten, ob Sie Ihr Ziel erreicht haben und wenn das der Fall ist, setzen Sie sich für den nächsten Monat ein höheres Ziel. So bringen Sie nach und nach mehr Bewegung in Ihr Leben. Damit Sie Ihre eigene Entwicklung über einen längeren Zeitraum verfolgen können sollten Sie die Monats-Tagebücher aufheben.

Ein kleiner Tipp:

Ein hervorragender Motivationskick ist es, den Freunden oder der Familie die gesteckten Ziele mitzuteilen, denn so entsteht ein bisschen Druck, der hilft das gesteckte Ziel zu erreichen.

Studien haben bereits bewiesen, dass durch das Tragen von einem Schrittzähler rund 2.000 Schritte pro Tag mehr zurückgelegt werden, als ohne. Das bedeutet, dass ein Mensch der einen Schrittzähler trägt, seine körperliche Aktivität um 27 % steigert.

Das richtige Schuhwerk

Unsere Füße, sie machen das, was wir wollen: Sie senken, heben und strecken sich und was viel wichtiger ist, sie tragen uns über 160.000 km im Laufe unseres Lebens durch unseren Alltag. Die Füße sind ein Wunderwerk der Natur und geniale Alleskönner. Wir können mit ihnen gehen, laufen und springen. Sie sind es die unseren Körper tragen, ihn halten und ihn in Bewegung bringen. Manche von uns machen über 5 Millionen Schritte im Jahr, wobei es sich sicherlich nicht um Marathonläufer handelt, aber um ganz normale Hausfrauen.

Wenn es um den Schuhkauf geht, sollten einige wichtige Punkte beachtet werden:

\#
Niemals zu enge, kleine Schuhe kaufen. Auf jeden Fall sollten die Zehen nach vorn genügend Spielraum haben

\#
Am besten die Schuhe in den Abendstunden kaufen, denn der Fuß dehnt sich im Verlauf des Tages aus

\#
Es sollte auf atmungsaktive, natürliche Materialien geachtet werden. Denn diese sorgen für ein angenehmes Fußklima. Nur echtes Leder atmet und

sorgt so für ein gesundes, angenehmes Fußklima

#

Das Fußbett sollte eine natürliche Abrollbewegung beim Gehen ermöglichen

Es soll Freunde am Laufen bestehen, doch diese existiert für die meisten nicht, denn jeder Spaziergang, jede Art von Gehen oder Laufen ist für sie schmerzhaft und auch beschwerlich. Das Laufen und Gehen ist an jedem Ort möglich und das ohne großen Aufwand, doch Sie sollten sich langsam und vorsichtig auf die Strecke begeben.

Barfuß zu laufen ist voll im Trend, das ist federleicht und man ist der Natur sehr nah. Aber wer barfuß geht oder läuft, der stößt in der Stadt oder auch im Gelände sehr schnell an seine Grenzen. Eben aus diesem Grund greifen viele Menschen zu den Barfuß-Schuhen, die wie eine zweite Haut die Füße schützen und das ganz, ohne das natürliche Barfuß-Gefühl zu beeinträchtigen.

Eines ist sicher, die Barfußschuhe sind besser als High Heels, aber die Umstellung seinen Spaziergang in den Barfuß-Schuhen zu machen, kostet ein wenig Geduld. Beim Gehen oder Laufen ist es wichtig, dass auf eine kürzere Schrittlänge geachtet wird und dass bewusst auf dem Vorderfuß aufgekommen wird.

Machen Sie den 1. Schritt

Machen Sie nun den 1. Schritt, denn ein Leben ohne Bewegung gibt es nicht und es hat keinen Sinn sich die Bequemlichkeit schön zu reden. In höheren Dosen ist die Bequemlichkeit, die uns unserer innerer Schweinehund einreden will, sogar lebensgefährlich und verkürzt die Lebenserwartung um einiges. Wussten Sie das Sitzen tödlich sein kann? Bei den Menschen, die regelrechte Dauersitzer sind nimmt die Sterberate um 20 % zu im Gegensatz zu denen die nur rund drei Stunden auf ihrem Allerwertesten sitzen. Bei den Frauen nimmt die Zahl sogar um 40 % zu. Dieses Ergebnis brachte eine Langzeitstudie die über 14 Jahre lief und an der mehr als 120.000 Menschen teilgenommen haben.

Sie können es glauben, die Sitzkrankheit an uns am Wickel. Warnhinweise auf den Zigarettenschachteln, aber noch nicht auf Sitzmöbeln – doch fairerweise muss hier gesagt werden, dass Rauchen können wir uns abgewöhnen, doch mit dem Sitzen ist es in unserer Welt und besonders am Arbeitsplatz nicht so einfach. Aber dennoch es gibt Lösungen, denn niemand möchte an dem süßen Gift der Bequemlichkeit frühzeitig sterben. Oder?

Darum besinnen Sie sich und bewegen Sie sich, machen Sie den ersten Schritt! Denn als das Leben entstand, hat sich dieses als Bewegung offenbart. Als die ersten Substanzen auf der Erde begannen biochemisch zu reagieren, haben sie damit begonnen, sich zu bewegen, und es kam zu Stoffwechselvorgängen und es wurde Leben. Warum das geschah, das wissen wir nicht, doch was wir wissen, ist, dass das Leben seit jeher in Bewegung ist und sie findet unablässig in uns und mit uns statt.

Damit stand bereits am Beginn etwas Intelligentes. Wie heißt es doch im Volksmund „Dummheit frisst, Intelligenz säuft", doch weit aus zutreffender ist in diesem Sinn „Dummheit sitzt, Intelligenz bewegt sich". Oder aber wie es Deutschlands berühmtester Fußgänger Johann Gottfried Seume bereits vor über 200 Jahren in seinen Apokryphen formulierte „ Faulheit ist die Dummheit des Körpers und Dummheit Faulheit des Geistes".

„Bewegen Sie sich 30 Minuten am Tag und das mindestens fünfmal die Woche, und zwar so, dass Sie sich anstrengen". Das sagen die internationalen Richtlinien. Doch eine US-Studie zeigt auf, dass das empfohlene Mass 8.000 Schritte pro Tag sind oder aber 50.000 in der Woche. Das bedeutet dass wenn Sie 10.000 Schritte am Tag machen, dann haben Sie bereits eine Fleißaufgabe erledigt und können als aktiv bezeichnet werden. Aber es spricht auch nichts dagegen, sich mehr zu bewegen.

Nachwort

Jetzt sind Sie dran

Über Erfolg oder Misserfolg entscheidet oft der Fokus auf eine Sache. Ich kann viele Dinge halbherzig erledigen, dann werde ich auch halbherzige Ergebnisse bekommen. Oder ich kann mich auf eine Sache konzentrieren, sprich fokussieren, und ich werde herausragende Ergebnisse erzielen.

Wie das Ergebnis ausfällt, hängt von jedem selber ab. Konzentration entsteht meistens aus einem tiefen, inneren Bedürfnis heraus, ein angestrebtes Ziel zu erreichen. Vorrausetzung ist natürlich, dass man überhaupt ein definiertes Ziel besitzt.

In Bezug aufs „Abnehmen" steht das Ergebnis immer in Relation dazu, wie Sie persönlich an die Sache herangehen. Oft wird hier das Wörtchen „versuchen" in einem inneren Dialog verwendet oder auch in einem Gespräch mit Bekannten oder Freunden. Was daraus resultiert, ist, dass man sich selber ein Hintertürchen offen hält für ein mögliches, persönliches Versagen.

„Versuchen" hat keinen richtigen Focus. Wenn Sie etwas versuchen, öffnet es Ihnen einen sehr großen, geistigen Spielraum. Man gibt sich selber die Möglichkeit zu scheitern und das ohne großartigen Gesichtsverlust.

Ob die "10.000 Schritte-Diät" funktioniert oder nicht, hängt letztendlich davon ab, was Sie bereit sind zu tun.

Wichtig ist, dass das Thema „10.000 Schritte" für Sie nicht nur Theorie bleibt. Fangen Sie heute noch an, Inhalte umzusetzen und spüren Sie in den nächsten Wochen, wie Ihr Körper auf diese Veränderung reagiert.

Wann machen Sie Ihren ersten Schritt...?

Bleiben Sie gesund.

Ihr
Michael Iatroudakis

Bonus-Kapitel

Was bedeutet eigentlich das Wort „Diät"?

Das Wörtchen „Diät" hat in unserer heutigen Gesellschaft generell keinen guten Standpunkt, und das
nach meiner Meinung völlig zu Unrecht. Warum, das
möchte ich Ihnen mit diesem Leitsatz erläutern.

Was bedeutet eigentlich Diät?

Hierbei gibt es unterschiedliche Sichtweisen, die ich
hier mal kurz auflisten möchte.

Sichtweise I

Wenn der Volksmund „Diät" sagt, meint er meist
eine mehr oder weniger kurzfristige Maßnahme, um
lästige Pfunde (ohne viel zu tun) loszuwerden. Natürlich soll so eine Diät schnell wirken und nicht allzu
lange dauern. Das Ergebnis nach einer Eier-Diät kennen wir alle.

Warum? Weil man nach einer Diät mehr wiegt als zu
Anfang. (Jo-Jo-Effekt)

Sichtweise II

Wenn ein Arzt oder Therapeut „Diät" sagt, meint er

meist eine Ernährungs- und Lebensweise, die auf die Behandlung einer bestimmten Krankheit (Fettsucht, Diabetes usw.) abzielt. Sehr trocken, sehr steif und sehr medizinisch und leider auch hier nicht immer von Erfolg gekrönt.

Sichtweise III

Wenn die alten Griechen „Diät" sagten, meinten sie einfach eine gesunde Lebensweise.

Punkt.

Alle wichtigen Faktoren des Lebens sollten darauf ausgerichtet sein, dass es der Gesundheit des Einzelnen zugutekommt. Dazu gehören neben Essen und Trinken natürlich auch Bewegung, seelisches Wohlbefinden usw.

Sprich: **Gesundes Essen, Bewegung und das Ganze mit der richtigen geistigen, spirituellen Einstellung sind die drei tragenden Säulen, um langfristig sein Wunschgewicht zu halten.**

Also, was spricht dagegen, die Sichtweisen der alten Griechen zu übernehmen und zu sagen:

Ja, ich mache eine Diät mit der Sichtweise, sämtliche Elemente (Essen, Bewegung und geistige Einstellung) ins eigene Leben zu integrieren.

Wenn Sie erfolgreich und vor allem dauerhaft abnehmen möchten, sollten Sie sich im Klaren sein, dass ohne eine gravierende Veränderung Ihrer momentanen (Lebens-) Situation nichts passieren wird.

Das, was Sie dachten und taten, sind die Ergebnisse von heute. Das, was Sie heute denken und tun, sind die Ergebnisse von morgen....

Machen Sie eine Diät, verändern Sie Ihre Lebensumstände und Sie werden spüren, wie Ihr Körper maßgeblich nachzieht. Kommen Sie ins Handeln und verlieren Sie keine Zeit, denn das Leben ist viel zu kurz...

Die 72-Stunden-Regel

Die 72-Stunden-Regel besagt:

Wenn man sich etwas vornimmt, sollte man innerhalb von 72 Stunden den ersten Schritt getan haben, da sonst die Chance nur 1% beträgt, dass man das Vorhaben überhaupt ausführt.

Wenn Sie sich also etwas vornehmen, dann fixieren Sie es schriftlich und „machen Sie den ersten Schritt" in den folgenden 3 Tagen, um Ihr Vorhaben zu realisieren. Nutzen Sie Ihre Motivation, etwas zu tun bzw. etwas zu verändern und schieben Sie es nicht hinaus. Wie man seine Ziele (oder das Ziel: Abnehmen) richtig schriftlich fixiert, werden wir uns später näher ansehen.

Noch einmal: Alles, was Sie nicht innerhalb von 72 Stunden begonnen haben, wird mit an Sicherheit grenzender Wahrscheinlichkeit nie umgesetzt. Dabei müssen Sie das, was Sie tun wollen, innerhalb dieser Zeit noch nicht zum Ende bringen. Vielmehr ist der erste Schritt das Wichtigste!

Aufgabe:

3 Fragen helfen Ihnen, den ersten Schritt auch wirklich umzusetzen …

- Wer macht was?
- Was muss getan werden?
- Bis wann muss es getan werden?

Wenn Sie sich diese 3 Fragen beantworten, kommen Sie direkt ins Handeln. Dies gilt für Ihre privaten sowie auch Ihre beruflichen Vorhaben und Entscheidungen.

FANGEN SIE HEUTE AN!!!

Der Ist-Zustand & Formeln und Co

Die Ist-Aufnahme ist ein Begriff aus dem Projektmanagement. Sie stellt die Phase eines Vorgehensmodells dar, die der objektiven Ermittlung eines aktuellen Problems, möglichst ohne Bewertung oder Verzerrung, dient. Klingt bescheuert, ist aber so ;)

Bevor wir mit der Gewichtsreduktion loslegen, müssen wir wissen, wo wir uns befinden. Daher ist eine Analyse des IST-Zustandes relativ wichtig. Welche Möglichkeiten wir hier haben, erfahren Sie im nächsten Kapitel.

Formeln und Co, BMI, THQ und Körper-Waage

Nichts ist frustrierender als Kalorienzählen, Tabellen erstellen und irgendwelche Formeln zu benutzen, die irgendein Wissenschaftler im Labor zur Norm gemacht hat. Ich möchte gleich auf den Punkt kommen:

Der individuelle Mensch lässt sich nicht in eine Tabelle oder in eine Formel stecken. Dennoch möchte ich Ihnen zwei gängige Maßnahmen vorstellen. Fangen wir an mit …

Der Body-Maß-Index:

Der Body-Maß-Index (BMI) ist eine Messzahl zur

Bewertung des Gewichts. Er berechnet sich aus dem Gewicht, geteilt durch die Größe im Quadrat. Weiter unten finden Sie die korrekte Formel.

Die BMI-Formel:

$$BMI = \frac{Gewicht}{Größe^2}$$

Beispiel:

Eine Frau wiegt 78 Kilo. Ist 166 cm groß:

$$BMI = 78 : (1{,}66 * 1{,}66) = 28{,}36$$

Der Body-Maß-Index in der Kritik:

Gerade Sportler erleben mitunter Frustrierendes: Bestimmen sie ihren Body-Maß-Index (BMI), gelten sie als übergewichtig und gesundheitsgefährdet. Der Index unterscheidet nämlich nicht, ob die Kilos durch antrainierte Muskeln oder durch Fett zustande gekommen sind. Gerade bei Menschen mit viel Muskelmasse ist der BMI nicht sehr hilfreich.

Doch es mehrt sich Kritik am BMI. Nicht nur für Sportler ist er wenig aussagekräftig, bei älteren Menschen können Wassereinlagerungen fälschlich ins Gewicht fallen. Mehr noch, auch in der Normalbevölkerung sagt der Index weniger über Gesundheitsrisiken aus als lange gedacht. Denn mittlerweile gehen Experten davon aus, dass nicht die Menge, sondern die Verteilung des Körperfetts entscheidend für bestimmte Krankheitsgefahren ist.

Fazit:

Der BMI-Wert ist, neben der Ergebnisverzerrung bei steigender Körpergröße und ähnlicher Statur, nur begrenzt anwendbar bzw. aussagefähig.

Eine Alternative zum Body-Maß-Index:

Für das Risiko einer Herz-Kreislauf-Erkrankung als Folge von Übergewicht ist nicht allein entscheidend, wie groß das Übergewicht ist, sondern eher, wie das Fettgewebe im Körper verteilt ist. Deshalb tritt der Body-Maß-Index als Indikator seit Neuestem zugunsten des Taille-Hüfte-Quotienten zurück.

Was ist und wie funktioniert der Taille-Hüfte-Quotient?

Übergewicht erhöht das Risiko, diverse Herzerkrankungen zu bekommen. Dabei kommt es allerdings nicht nur auf das absolute Körpergewicht an, sondern auch darauf, wo am Körper die Fettpölsterchen sitzen. Während der BMI sich bei Kranken und Gesunden kaum unterschied, hatten die Infarktpatienten einen deutlich höheren THQ.

Es wird umso gefährlicher, je näher sich das Fett am Herzen befindet. Im oberen Bereich des Körpers legt sich das Fett um die inneren Organe. Dieses innere oder „braune" Fett ist anders aufgebaut als das Fett, das sich auf den Hüften, dem Gesäß oder den Oberschenkeln anlagert. Besonders die Fettzellen an Bauch und Hüften produzieren Botenstoffe, die den Blutdruck und damit das Herzinfarktrisiko erhöhen. Außerdem beeinflussen sie den Stoffwechsel und können dadurch Diabetes mellitus auslösen.

Der Taille-Hüfte-Quotient berücksichtigt diesen Unterschied und ist deshalb aussagekräftiger als der BMI. Ein weiterer Vorteil: Der THQ ist anders als der Body-Maß-Index unabhängig von Alter und Geschlecht.

Und so funktioniert die THQ-Formel ...

Der Taille-Hüfte-Quotient zeigt das Verhältnis von Taillenumfang zu Hüftumfang. Die Formel zur Berechnung des THQ lautet:

Taillenumfang (in cm) : Hüftumfang (in cm)

Wichtig: Der Taillenumfang wird dabei auf Höhe des Bauchnabels gemessen, der Hüftumfang an der breitesten Stelle der Hüfte.

Beispiel: Bei einem Taillenumfang von 110 cm und einem Hüftumfang von 96 cm ergibt sich als THQ = 110: 96 = 1,14

Die Körperwaage / Richtiges Wiegen... die äußeren Umstände:

Wenn es möglich ist, sollten Sie die Waage auf einen festen Untergrund stellen, also nicht auf einen Teppich, und dort auch stehen lassen. Wiegen Sie sich immer morgens nach dem Aufstehen, nach der Toilette und ohne Kleidung. Frühstücken Sie nicht, bevor Sie sich wiegen, und trinken Sie auch noch nicht Ihren Morgenkaffee.

Nach festen Regeln richtig wiegen:

Besonders Menschen, die Diät halten und entsprechend gespannt sind, auch noch die kleinsten Fortschritte zu sehen, tendieren dazu, sich fast täglich auf die Waage zu stellen. Machen Sie das nicht: Mal wiegen Sie ein paar Hundert Gramm mehr, mal ein paar Hundert Gramm weniger, aber die Zahlen können Ihnen schon den Tag verderben. Dabei sind sie von vielfältigen Faktoren abhängig.

Um die Demotivation zu umgehen, sollten Sie sich einen Tag pro Woche aussuchen, an dem Sie Ihr Gewicht kontrollieren. Nehmen Sie immer den gleichen Tag, dann können Sie langfristig am besten feststellen, ob Sie langsam und stetig abnehmen.

Wenn Sie irgendwann trotz gesunder Ernährung und trotz Bewegung zunehmen, kann es daran liegen, dass Sie einen Teil Ihres Körperfetts abgebaut und Muskeln aufgebaut haben (Muskeln sind schwerer als Fett). Um sich nicht von den Zahlen auf der Waage deprimieren zu lassen, können Sie das Maßband anlegen, um sich von Ihren Fortschritten zu überzeugen (siehe THQ Methode).

Nebenbei erwähnt: Auch ist es hilfreich, einen großen Spiegel mit einzubeziehen. Wenn Sie über ein gutes Auge verfügen, sehen Sie auch hier Ihre Fortschritte.

Ihr persönliches Wohlfühlgewicht:

Ob BMI oder THQ, diese Formeln können immer nur Tendenzen bestimmen, aber nicht die komplette Wirklichkeit widerspiegeln. Eine einfache Methode ist es, sich nur auf sein persönliches Wohlfühlgewicht zu konzentrieren und das Ganze, ohne in eine Schablone gesteckt zu werden.

Daher sollte Ihr wichtigster Parameter immer Ihr persönliches Wohlfühlgewicht sein und das unabhängig von Formeln, Meinungen (Bekannten und Verwandten) und diversen Schönheitsidealen.

Aufgabe:

\#
Ermitteln Sie Ihren BMI-Wert

\#
Ermitteln Sie Ihren THQ-Wert

Betrachten Sie diese Werte als eine Tendenz... nicht mehr und nicht weniger.

Ausschlaggebend ist Ihr Wohlfühlgewicht.

Was ist Ihr persönliches Wohlfühlgewicht?

Der Soll-Zustand & Ziele schriftlich fixieren

Der Duden definiert den Soll-Zustand kurz und knackig mit folgenden Worten:

"Zustand, in dem sich etwas zu einer bestimmten Zeit befinden soll"

Also, im vorhergehenden Kapitel (Tag 3) haben wir gemeinsam den Ausgangspunkt ermittelt. Jetzt ermitteln wir, wo wir hin wollen. Eine Handlung benötigt immer ein Ziel. Daher erfahren Sie im nächsten Abschnitt, wie man ein Ziel (oder auch mehrere Ziele) richtig formuliert.

Ziele schriftlich fixieren

Eine Langzeitstudie der Harvard University (USA), die regelmäßig die Werdegänge von Studienabgängern über einen sehr langen Zeitraum beobachtet, offenbarte ein erstaunliches Ergebnis.

83% der Studienabgänger hatten sich keine (Lebens-) Ziele für ihre Karriere gesetzt. Das durchschnittliche Einkommen dieser Gruppe lag zum Teil im normalen (unteren) Durchschnitt.

14% der Studienabgänger hatten eine klare Ziel-

setzung für ihre Karriere, die sie jedoch nicht schriftlich fixierten. Ihr durchschnittliches Einkommen lag
im Schnitt dreimal so hoch wie das der ersten
Gruppe.

3% der Studienabgänger hatten eindeutige Ziele für
ihre Karriere formuliert und diese auch schriftlich
festgehalten. Das Resultat: Diese Studienabgänger
verdienten im Schnitt zehnmal so viel wie ihren ehe-
maligen Studienkollegen.

Also, Ziele schriftlich festhalten ist eine persönliche
Verbindlichkeit sich selbst gegenüber. Ziele schriftlich
festhalten verpflichtet zum Handeln und Ziele schriftlich festhalten gibt einem eine Richtung.

Fangen Sie heute damit an und fixieren Sie Ihre
persönlichen Ziele.

Umsetzung / Allgemein:

#1.
Besorgen Sie sich einen gescheiten Termin- / Notiz-
Kalender. Bitte keinen billigen Gratis-Kalender von
Ihrer Hausbank, da diese Anschaffung in der Regel
einmalig ist (mindestens 1-mal im Jahr), sollte man
auf Qualität achten. Das würde beweisen, dass Sie es
ernst meinen.

Ich persönlich habe sehr gute Erfahrungen gemacht

mit der Firma Moleskin, die unterschiedliche Kalender und diverse Notizbüchlein im Angebot hat. Die Marke Moleskin, die es seit 1997 gibt, legt legendäre Notizbücher von Künstlern und Intellektuellen der letzten zwei Jahrhunderte neu auf, von Vincent van Gogh bis Pablo Picasso, von Ernest Hemingway bis Bruce Chatwin.

#2.
Notieren Sie diverse Jahresziele, die Sie wiederum in Monatsziele und dann in Wochenziele unterteilen.

Ein simples Beispiel:

Jahresziel: Ein neues Auto

Monatsziel (Beispiel: Januar 20XX): in diversen Anzeigeblättern suchen (1 mögliche Option).

Wochenziel / Tagesziel: Zeitung kaufen.

#3.
Unterteilen Sie Ihre Ziele in: Beruf, Familie, Freunde, Hobby usw. So bekommen Sie eine solide Struktur hinein und laufen nicht Gefahr, dass Ihre Ziele zu eindimensional sind.

Beispiel: „Abnehmen"

Fixieren Sie schriftlich, welches Wohlfühlgewicht (in

kg) Sie erreichen möchten. Schreiben Sie auf, wann (Datum) Sie es erreichen möchten. Bleiben Sie bei Ihrem Vorhaben realistisch. Wenn Sie Ihr Ziel zu hoch stecken (10 Kilo in 2 Wochen), werden Sie wahrscheinlich scheitern und Sie verlieren die Motivation und Lust, an Ihrem Ziel weiter zu arbeiten.

Umgekehrt kann ein zu lasches Ziel (2 Kilo in 8 Wochen) unter Ihrem persönlichen Level liegen und ein Handeln schnell zum Erliegen bringen.

Aufgabe:

Fixeren Sie schriftlich Ihr Ziel (Ihr persönliches Wohlfühlgewicht).

Quellen

http://www.medizin-welt.info/aktuell/10000-Schritte-am-Tag-zum-Abnehmen-und-gesund-bleiben/202

http://www.welt.de/gesundheit/article117403531/10-000-Schritte-pro-Tag-lassen-Fett-schmelzen.html

https://www.wired.de/collection/latest/10-000-schritte-am-tag-sind-gesund-leider-eine-erfindung-der-werbebranche

http://www.marathonfitness.de/10000-schritte-aktivitaetstracker/

https://www.10000-schritte.de/faqs/faqs4.jsp

http://www.kleinezeitung.at/k/lebensart/gesundheit/gutefrage/4755168/Gute-Frage_Muss-ich-wirklich-10000-Schritte-pro-Tag-gehen

http://www.einfachbewusst.de/2013/03/taeglich-10-000-schritte/

http://eatsmarter.de/abnehmen/abnehmen-mit-sport/ersten-schritte-schlanken-figur

http://www.feelgreen.de/abnehmen-10-000-schritte-taeglich-lassen-pfundeschmelzen/id_64319076/index

http://www.fit-people.de/mit-10000-schritten-am-tag-abnehme/

http://www.stern.de/gesundheit/ernaehrung/uebergewicht-abnehmen/abnehmen-durch-bewegung-fit-statt-fett-3084298.html

https://www.thieme.de/de/innere-medizin/10000-schritte-35666.htm

http://www.medizinpopulaer.at/archiv/bewegung-fitness/details/article/gesund-durch-gehen.html

http://www.office-fitness.com/de/blog/ausprobiert-schrittzaehler-omron-walking-style-one/

http://www.gesundheit.de/krankheiten/gefaesserkrankungen/weitere-gefaesserkrankungen/schuhkauf-was-fuessen-und-beinen-gut-tun

http://www.wagnersausblick.de/2015/03/18/bewegung-3-das-s%C3%BC%C3%9Fe-gift-der-bequemlichkeit-bewegungsmuffel-sind-l%C3%A4nger-krank-und-sterben-fr%C3%BCher/

Über den Autor

Lizensierter Fitness-Trainer, Fitness-Lehrer, zertifizierter "MovNat" Trainer, Ausbildung zum Heilpraktiker, Autor, Solopreneur, Digitaler Nomade und Lebenskünstler... ;)

Bereits erschienen (Bücher / eBooks):

Die Matrix-Diät: „Abnehmen m. Körper, Geist & Seele"

Der Smoothie-Guide ...ein unterhaltsamer Ratgeber

Xylit „Das süße Wundermittel"

Der Paleo-Lifestyle: Steinzeitfitness im 21. Jahrhundert

Der Matcha Tee: Das grüne Wunder aus Japan

Das Kokosöl: Das Geheimnis äußerer Schönheit, stabiler Gesundheit und grenzenloser Energie

Die Steinzeit-Diät: In 28 Tagen zum Wohlfühlgewicht

Die Smoothie-Diät: Gesund und lecker abnehmen mit selbstgemachten Smoothies

Kolloidales Silber: Das natürliche Antibiotikum für Mensch, Tier und Pflanze

Moringa Baum: Mehr Gesundheit, mehr Energie und jünger aussehen mit dem Wunderbaum

Die Zistrose: Das Wunderkind unter den Heilpflanzen

Omega 3: Die wiederentdeckte Fettsäure gegen Herz-Kreislauferkrankungen, Alzheimer, Depressionen, Arthrose, ADHS und Entzündungen

4 SuperFoods: Matcha-Tee, Kokosöl, Moringa-Baum, Zistrose (Sammelband 1)

Vitamin D: Das Superhormon gegen Herz-Kreislauferkrankungen, Krebs, Depressionen, Grippe und mehr…

Projekt Diät: Artgerecht zum Wohlfühlgewicht / Sammelband

4 SuperFoods: Vitamin D, Wasser, Gerstengrassaft, Omega 3 (Sammelband 2)

Waser: Das Lebenselixier für Gesundheit, Vitalität und Wohlbefinden

Das Vitamin K: Das vergessene Vitamin

Der Vitamin D & K Faktor: Der Rundumschutz für chronische Erkrankungen

Krafttraining: Kraft ist die bessere Medizin

Der Detox-Plan: Gesundheit, Lebensenergie und jünger aussehen durch natürliche Entgiftung

Zucker: Die (süße) tödliche Verführung [Fettleibigkeit, ADHS, Herz-Kreislauferkrankungen, Diabetes / WISSEN KOMPAKT]

Kokoswasser: Das Natürliche Elixier des Lebens (Anti-Aging, Entgiftung, Sport, Kokosnuss / WISSEN KOMPAKT)

Die Kokosnuss: Wunderfrucht von den Tropen (Sammelband)

10 Superfoods: Powerfoods für mehr Gesundheit, mehr Lebensenergie und natürliches Anti-Aging (Argan-Öl / Kurkuma / Baobab Affenbrotbaum / Chia Samen und mehr

Kakao: Die wundersame Heilkraft der Kakaobohne

Kokosöl: Das Wunder-Öl in der täglichen Praxis

10 Superfoods 2: Powerfoods für mehr Gesundheit, mehr Lebensenergie und natürliches Anti-Aging

10 Superfoods 3: Powerfoods für mehr Gesundheit

Chia-Samen: Wundersamen für mehr Gesundheit und Lebensenergie

Barfuß-Fitness: Wie unsere Füße unsere Gesundheit beeinflussen

Paleo 30: Mehr Wissen, mehr Erfolg (Steinzeiternährung)

Glutathion: Das Entgiftungs- und Anti-Aging Wunder

Die Kaizen-Diät: In kleinen Schritten zum Wohlfühlgewicht

Paleo Fast-Food: 33 Rezepte aus der Steinzeitküche

Paleo 30: Der ultimative Starter-Guide (Sammelband)

Vorsicht SITZEN: Die unterschätzte Gefahr

Ein gesunder Geist steckt in einem gesunden Körper Band 1

Ein gesunder Geist steckt in einem gesunden Körper Band 2

Avocado-Öl: Das wertvolle Pflanzenöl aus der Frucht der Avocado

Krill-Öl: Die neue Generation von Omega-3-Fettsäuren

Die Welt der Öle: Kokosnuss-Öl, Avocado-Öl & Krill-Öl (Sammelband)

DasTabata-Prinzip: 4-Minuten-Workout für maximale Fitness

Homepage:

www.meine-superfoods.com

www.my-kindle-ebooks.de

www.smoothie-guide.de

www.xylit-xylitol.com

www.der-paleo-lifestyle.de

Der "STEINZEIT-DIÄT" Online-Kurs:

www.steinzeit-paleo-diaet.de

Ich gebe Ihnen eine Garantie

Mir ist es sehr wichtig, dass Sie aus diesem Buch den größtmöglichen Nutzen ziehen. Sollten Sie dennoch enttäuscht sein und Sie keinerlei Nutzen verzeichnen könnten, dann schreiben Sie mir eine E-Mail und ich erstatte Ihnen ohne Wenn und Aber den Kaufpreis zurück.

In dieser Hinsicht vertraue ich Ihnen als ehrlichem Menschen.

Bitte um ein Feedback

Eine persönliche Bitte:

- Sollte irgendetwas in diesem Buch nicht stimmen.

- Sollte eine Behauptung nicht richtig sein.

- Haben Sie einen Abschnitt/oder ein Kapitel nicht verstanden?

- Haben Sie sich über einen Satz/einen Abschnitt aufgeregt?

- Habe ich irgendwo undeutliche Formulierungen benutzt?

Und ergänzend alles andere…

Dann nehmen Sie mit mir Kontakt auf:

info@my-kindle-ebooks.de

Dieser Weg ist mir lieber, als wenn der Leser dieses Buch mit negativen Gefühlen beschließt.

Berichten Sie mir Ihre persönlichen Erfahrungen mit dem 10.000 Schritten…, ich würde mich über Ihr Feedback freuen…

Rechtliches

Der Autor übernimmt keine juristische Verantwortung und keinerlei Haftung für Schäden, die aus der Benutzung dieses E-Books / Buch entstehen. Außerdem ist der Autor nicht verpflichtet, Folge- oder mittelbare Schäden zu ersetzen. Gewerbliche Kennzeichen- und Schutzrechte bleiben von diesem Titel unberührt.

Das Werk ist einschließlich aller Teile urheberrechtlich geschützt. Das vorliegende Werk dient nur dem privaten Gebrauch. Alle Rechte, auch die der Übersetzung, des Nachdrucks und der Vervielfältigung dieses Titels oder von Teilen daraus, verbleiben beim Autor.

Ohne die schriftliche Einwilligung des Autors darf kein Teil dieses Dokumentes in irgendeiner Form oder auf irgendeine elektronische oder mechanische Weise für irgendeinen Zweck vervielfältigt werden.

Haftungsausschluss/Disclaimer

Der Besuch unserer Seiten kann nicht den Arzt ersetzen. Suchen Sie bei unklaren oder heftigen Beschwerden unbedingt einen Arzt auf! Die Informationen auf unseren Seiten sind vom Autor und Verlag sorgfältig recherchiert und zusammengestellt worden.

Dennoch kann keine Garantie übernommen werden. Die hier dargestellten Informationen dienen nicht Diagnosezwecken oder als Therapieempfehlung. Eine Haftung des Autors und Verlages für Personen-, Sach- und Vermögensschäden durch die Gesundheitstipps und Rezepte auf unseren Seiten wird ausgeschlossen.

Herausgeber:

Michael Iatroudakis
Drewitzer Str. 1
14478 Potsdam
Tel.: Auf Anfrage

Email: info@my-kindle-ebooks.de